BEI GRIN MACHT SICH IHR WISSEN BEZAHLT

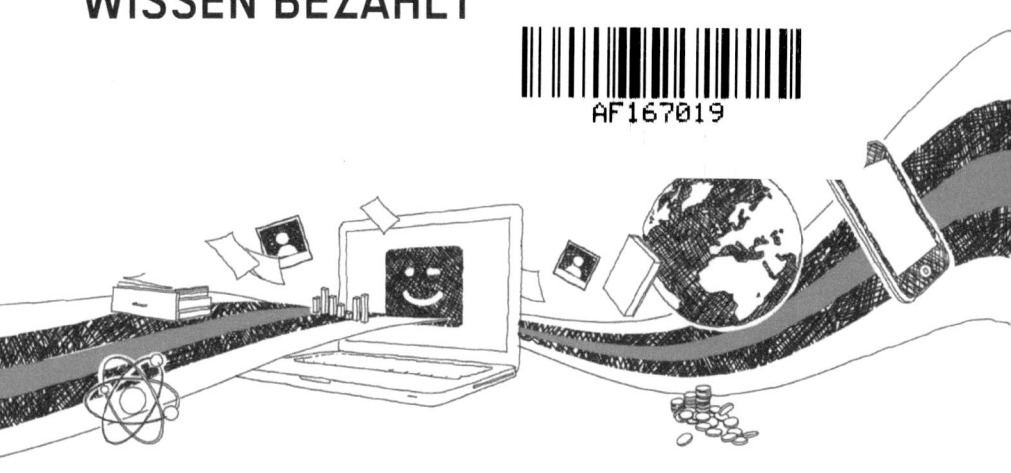

- Wir veröffentlichen Ihre Hausarbeit, Bachelor- und Masterarbeit

- Ihr eigenes eBook und Buch - weltweit in allen wichtigen Shops

- Verdienen Sie an jedem Verkauf

Jetzt bei www.GRIN.com hochladen und kostenlos publizieren

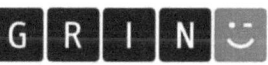

Institutionelle Gewalt am Beispiel von Altenpflegeheimen. Wirkt sich die Art der Beziehung zwischen Pflegenden und Pflegebedürftigen begünstigend auf die Entstehung von Gewalt aus?

Stefanie Schary

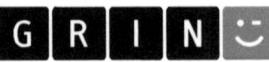

Bibliografische Information der Deutschen Nationalbibliothek:

Die Deutsche Nationalbibliothek verzeichnet diese Publikation in der Deutschen Nationalbibliografie; detaillierte bibliografische Daten sind im Internet über http://dnb.d-nb.de abrufbar.

ISBN: 9783346562715
Dieses Buch ist auch als E-Book erhältlich.

Druck und Bindung: Books on Demand GmbH, Norderstedt Germany
Gedruckt auf säurefreiem Papier aus verantwortungsvollen Quellen

Das vorliegende Werk wurde sorgfältig erarbeitet. Dennoch übernehmen Autoren und Verlag für die Richtigkeit von Angaben, Hinweisen, Links und Ratschlägen sowie eventuelle Druckfehler keine Haftung.

Das Buch bei GRIN: https://www.grin.com/document/1158785

Universität zu Köln / Humanwissenschaftliche Fakultät

Wintersemester 2020/2021

Basismodul 2: Historische Bildungsforschung Seminar:

Gewalt – interdisziplinäre Perspektiven

Abgabe: 12.03.2021

Modulprüfung

Institutionelle Gewalt am Beispiel von Altenpflegeheimen.

Wirkt sich die Art der Beziehung zwischen Pflegenden und Pflegebedürftigen begünstigend
auf die Entstehung von Gewalt aus?

Stefanie Schary

Studiengang: Zwei-Fach-Master AEZW / IKB

1. Semester

Köln, den 04.03.2021

Inhaltsverzeichnis:

Zusammenfassung

Die vorliegende Hausarbeit beschäftigt sich mit institutioneller Gewalt am Beispiel von Pflegeeinrichtungen. Spezieller wird auf die pflegerische Beziehung und deren gewaltfördernde Wirkung eingegangen. Gewaltdelikte in der Pflege werden immer mehr in Öffentlichkeit und Presse diskutiert. Für viele pflegebedürftige Individuen gehören Gewalterfahrungen zum Alltag. Die Hausarbeit versucht, ein allgemeines Bewusstsein für die Rolle von Gewalt und Machtmissbrauch im Pflegekontext zu schaffen. Sie soll dazu anregen, pflegerische Maßnahmen zu hinterfragen und zielt darauf ab, Individuen für die Position von Pflegebedürftigen in Einrichtungen und Gesellschaft zu sensibilisieren.

Im ersten Schritt wird eine theoretische Fundierung geschaffen. Weiterhin werden Gewalt in Pflegeeinrichtungen thematisiert und anhand praktischer Beispiele veranschaulicht. Außerdem findet eine Erläuterung der Herausforderungen des Pflegeberufs statt, wobei dessen gewaltbegünstigenden Faktoren dargelegt werden. Insbesondere wird die Pflegebeziehung und deren Machthierarchie erläutert, wobei der Schwerpunkt auf die Macht und Ohnmacht der Beteiligten gesetzt wird. Schließlich werden die wichtigsten Erkenntnisse der Arbeit zusammengefasst.

1. Einleitung

Gewalt in der Altenpflege ist ein Thema, welches in Deutschland erst ab Mitte der 1980er Jahre öffentlich an Beachtung gewann. Allgemein wird die Meinung vertreten, dass sich die Zustände in den deutschen Alten- und Pflegeheimen zugunsten der Pflegebedürftigen enorm gebessert haben. Jedoch gehören für viele Individuen Gewalterfahrungen immer noch zum Alltag.

Die Studie der WissenschaftlerInnen Görgen, Kotlenga, Nägele, Rauchert und Rabold (2010) verdeutlichte, dass „80 %" der befragten Pflegenden „in den letzten 12 Monaten Misshandlungen oder Vernachlässigungen begangen haben." (vgl. Görgen et al 2010, S. 644). Diese Zahlen belegen, dass Gewalt im Pflegekontext eine präsente Rolle einnimmt. Aufgrund des demografischen Wandels erhöht sich die Anzahl der pflegebedürftigen älteren Menschen immens, was Pflegeeinrichtungen vor Herausforderungen stellt. Beispielhaft hierfür sind der „ökonomische Druck auf die Einrichtungen" und dem Mangel an „qualifiziertem Personal." (vgl. Billen 2014, S. 96). Durch diese schlechten Arbeitsbedingungen wird den Pflegekräften die individuelle und angemessene Pflege der Pflegebedürftigen erschwert. Es kommt zu Frustration und Aggression, die ein Ventil sucht.

Als Beispiel für Gewalt in der Pflege soll ein Missbrauchsfall aus dem Jahre 2014 dienen: In einer Einrichtung in Aachen wurde gegen mehrere Pfleger Strafanzeige erstattet, da sie diffamierende Fotos von „bewusstlosen [und] hilflosen Patienten" gemacht und anschließend per WhatsApp verbreitet haben sollen. (vgl. Dowideit 2016). Insgesamt „neun Patienten" sollen in „entwürdigenden" Posen und Kostümen abgelichtet worden sein. Beispielsweise zeigte ein Foto einen der Angeklagten neben „einer nackten Patientin. [...] Seine Hände hat er auf ihren Körper liegen, dabei streckt er die Zunge weit heraus." (vgl. ebd.). Zwei andere Pflegende legten sich bei „einer schwer kranken Patientin mit ins Bett [...], als diese mit Sauerstoffschlauch im Gesicht zum Röntgen gefahren werden sollte." (vgl. ebd.). Dieser Fall zeigt auf, dass Pflegebedürftige teilweise unter menschenunwürdigen Bedingungen in Pflegeeinrichtungen leben müssen.

Die vorliegende Hausarbeit beschäftigt sich mit institutioneller Gewalt am Beispiel von Altenpflegeheimen und hinterfragt spezifischer die Art der Beziehung zwischen Pflegenden und Pflegebedürftigen auf ihre gewaltfördernde Wirkung. Die Intention der Arbeit ist, ein allgemeines Bewusstsein für die Rolle von Gewalt und Machtmissbrauch im Pflegekontext, das Abhängigkeitsverhältnis der Pflegebedürftigen und das Konzept der pflegerischen Beziehung zu wecken. Darüber hinaus soll sie dazu bewegen, pflegerische Maßnahmen auf deren Verhältnismäßigkeit und Sorgepflicht zu hinterfragen und Individuen für die Isolation, Einsamkeit und Schutzlosigkeit von Pflegebedürftigen zu sensibilisieren.

Die schriftliche Ausführung gliedert sich in folgende Abschnitte: Im ersten Schritt werden die grundlegenden Begrifflichkeiten dieser Hausarbeit definiert. Hierzu zählen Gewalt, Aggression, institutionelle Gewalt und die gesellschaftlich-soziale Rolle von Pflegeeinrichtungen. In Kapitel 2.2. wird spezieller Gewalt in Pflegeeinrichtungen thematisiert. Weiterhin werden die Formen von Gewalt im Pflegekontext (Kapitel 2.3.) aufgeführt, sowie die Herausforderungen des Pflegeberufs und seine gewaltbegünstigenden Faktoren (Kapitel 2.4.) erörtert. In Kapitel 3 erfolgt die Darstellung der „asymmetrischen Beziehung zwischen Pflegenden und Gepflegten," wobei insbesondere auf die Faktoren „Macht" und „Ohnmacht" eingegangen wird. Kapitel 4 beschäftigt sich sodann mit den Auswirkungen der pflegerischen Beziehung auf die Entstehung von Gewalt. Im Anschluss werden die wichtigsten Erkenntnisse der Hausarbeit in einem Fazit (Kapitel 5) zusammengefasst und im gleichen Zuge die Fragestellung beantwortet.

2. Gewalt und Pflege

Im folgenden Kapitel werden die Begriffe Gewalt und Aggression definiert und ihre Rolle in Alten-/ Pflegeheimen beleuchtet. Außerdem werden die spezifischen Gewaltformen erläutert, welche sich im Pflegekontext zeigen. Des weiteren werden die Herausforderungen des Pflegeberufs und dessen gewaltbegünstigenden Faktoren thematisiert.

2.1. Gewalt in Pflegeeinrichtungen

Zur theoretischen Fundierung sollen zunächst die Begriffe Aggression und Gewalt definiert werden. Sozialpsychologin Prof. Dr. Barbara Krahé versteht unter Aggression (lat. aggredi) „soziale Verhaltensweisen, die mit der Absicht ausgeführt werden, eine Person zu schädigen." (vgl. Krahé 2019). Diese Schädigung kann auf „physischer oder verbaler" Ebene stattfinden oder auf die „Schädigung der sozialen Beziehungen einer anderen Person" abzielen. (vgl. ebd.). Die Begriffe Gewalt und Aggression verhalten sich fließend zueinander, wobei sich aggressive Gefühle in Gewaltanwendung äußern können. Aus diesem Grunde zählt „Gewalt" als „Unterform von Aggression." (vgl. ebd.). Aggression wird unterschieden in „feindselige Aggression, die auf Ärger-Erregung basiert und instrumentelle Aggression, die als Mittel zur Erreichung eines Ziels eingesetzt wird." (vgl. ebd.). Als Ursache von Aggression werden „biologische und psychologische Theorien" genutzt, welche „evolutionstheoretische, verhaltensgenetische" oder „hormonelle" Gründe beschreiben. (vgl. ebd.). Der Begriff der „Gewalt" beschreibt ein mehrdimensionales menschliches Phänomen, das sich „auf verschiedensten Ebenen und in ganz unterschiedlichen Formen und Konstellationen in unserem täglichen Leben äußert." (Osterbrink/Andratsch 2015, S. 40). Der Soziologe Michael Kunczik (1998) definiert Gewalt als die „beabsichtigte physische und/oder psychische Schädigung einer Person, von Lebewesen und Sachen durch eine andere Person." (vgl. Kunczik 1998, S. 16). In diesem Sinne können Gewalttaten, direkt oder indirekt und beabsichtigt oder auch unbeabsichtigt stattfinden. Gewalt erfolgt direkt, wenn sie „von einer bestimmten Person" bzw. von bestimmten Personengruppen ausgeht. (vgl. Osterbrink/Andratsch 2015, S. 40). Indirekte Gewalt wird verursacht von „herrschenden Strukturen und Rahmenbedingungen", aber auch durch gesellschaftliche „Benachteiligung bzw. Diskriminierung." (Osterbrink/Andratsch 2015, S. 40). Ihre Ursachen sind komplex und nicht immer voneinander trennbar. Bezogen auf direkte personale Gewalt sind anerkannte Ursachen beispielsweise ein der menschlichen Natur innewohnender Aggressionstrieb, „Frustration, situative Faktoren, emotionale Erregung" oder Aggression als „erlerntes Verhalten aufgrund von Lernprozessen" (vgl. ebd.). In Kapitel 2.2. erfolgen spezifische Ausführungen zu den Ursachen von Gewalt in Pflegeheimen.

Indirekte strukturelle Gewalt ist in soziale Systeme eingebaut und zeigt sich meist in Form von Ungerechtigkeiten und Ungleichheiten innerhalb der verschiedenen Bevölkerungsgruppen. Gewalt kann unterschieden werden in „legitime und illegitime Gewalt, physische, psychische und physiologische Gewalt, körperliche und verbale Gewalt, intentionale und nicht intentionale Gewalt, individuelle und kollektive Gewalt, manifeste und latente Gewalt, ausgeübte und erlittene Gewalt, „saubere" und „schmutzige" Gewalt, rationale und irrationale Gewalt, aktive und reaktive Gewalt und destruktive und konstruktive Gewalt." (vgl. Kunczik 1998, S. 13-18).[1] Weitere Erläuterungen finden sich in Kapitel 2.2.

Die vorliegende Hausarbeit beschäftigt sich mit illegitimen Gewalthandlungen in Pflegeeinrichtungen, die sich gegen pflegebedürftige SeniorInnen richten.

Nun wird der Tatbestand der Gewaltanwendung in der Altenpflege erörtert. Im ersten Schritt jedoch soll der Begriff des Pflegeheims definiert werden. Pflegeheime sind „Einrichtungen" die dem Zwecke der „dauerhaften, stationären Unterbringung und pflegerischen Versorgung von Menschen" dienen, welche aufgrund „körperlicher, geistiger oder psychischer Einschränkungen" nicht fähig sind, allein zu leben. (vgl. DocCheck 2021). In Heimen kann eine „umfassende Versorgung und professionelle Pflege aller Altersgruppen" garantiert werden. (vgl. ebd.). Sie können „kommunal, überregional oder privat" bewirtschaftet werden. (vgl. ebd.). Die

---

[1] Um dem Verdacht des Eigenplagiats vorzubeugen, möchte ich darauf aufmerksam machen, dass der Textabschnitt Auszüge aus meiner Modulprüfung des Basismoduls 3 Grundlagen der Medienpädagogik aus dem Jahr 2018 (Hugger) enthält. Da die Inhalte sich thematisch überschneiden erschien es mir sinnvoll, diese zu übernehmen.

Heime sind einer „Heimaufsicht" unterschrieben, die in den meisten Fällen kommunalen Ämtern unterstellt ist. (vgl. ebd.). Das Sozialgesetzbuch XI regelt die rechtlichen Aspekte, während die „Finanzierung eines Aufenthaltes" durch die „Pflegekasse" und / oder „komplette Eigenfinanzierung" von statten geht. (vgl. ebd.). Das Bundesministerium für Gesundheit (BMG) unterscheidet zudem zwischen vollstationärer Versorgung, Kurzzeitpflege, Verhinderungspflege und Tagespflege bzw. Nachtpflege. (vgl. BMG 2021). Der Begriff Pflegeheim umfasst unterschiedliche Spezialisierungen von Heimen. Neben „Altenheimen," welche sich der pflegerischen Betreuung und hauswirtschaftlichen Unterstützung der PatientInnen widmen, gibt es auch „Behindertenpflegeheime," die meist als „Wohnheime für Menschen mit geistiger Behinderung" dienen, Pflegeheime für chronisch psychisch bzw. physisch Kranke (vgl. ebd.) oder „Altenwohnheime," welche Senioren und Seniorinnen ein „relativ eigenständiges" Leben bzw. Wohnen mit eigenem Haushalt ermöglichen. (vgl. BMG 2021). Außerdem existieren „Hospize," die auf „palliative Versorgung" spezialisiert sind und „Schwerstkranken und Sterbenden" eine entsprechende Betreuung und „Sterbebegleitung" zuteilwerden lassen. (vgl. ebd.). Die vorliegende Hausarbeit nutzt die Begriffe „Pflegeheim," „Altenheim" und „Pflegeeinrichtung" synonym als Bezeichnung für Institutionen, die mit der Pflege beeinträchtigter, alter Menschen beauftragt sind. Bedeutungspezifisch soll hier keine Differenzierung erfolgen.

Leider gehören Gewalterfahrungen für viele Individuen in der Altenpflege zum Alltag. Gewalt kann zwischen Pflegenden und Gepflegten, zwischen Pflegenden oder zwischen Angehörigen und Gepflegten stattfinden. Die vorliegende Ausarbeitung setzt ihren Schwerpunkt auf die Gewaltanwendung von Pflegenden gegenüber Gepflegten.

Laut Gerontologe und Direktor eines Pflegeheimes Wolfgang Billen (2014) sind „Altenpflegeeinrichtungen immer wieder klassische Beispiele für Macht und Machtmissbrauch in Institutionen." (vgl. Billen 2014, S. 95). Laut einer Studie von Görgen, Kotlenga, Nägele, Rauchert und Rabold aus dem Jahre 2010 haben „80 %" der befragten Pflegenden erklärt, „in den letzten 12 Monaten Misshandlungen oder Vernachlässigungen begangen zu haben," wobei die meisten Taten in Form von „verbale[n] Aggression und Vernachlässigung" stattfanden. (vgl. Görgen et al 2010, S. 644 f). Außerdem fänden Ignoranz, Schreien und Zurückweisung statt. „66 % der Befragten" waren Zeugen von Gewaltanwendung und „19,8 %" der befragten Individuen „gaben an, selbst körperlich misshandelt zu haben." (vgl. ebd.). Zudem beobachteten „21 %" der Pflegenden „körperliche Misshandlung durch einen Kollegen" und „37 % haben selbst psychische Misshandlung oder verbale Aggression ausgeübt." (vgl. ebd.). „56,8 %" berichten von Beobachtungen psychischer Misshandlung durch ArbeitskollegInnen. Es waren „14,8 %" der

Befragten, die zugaben „mechanische Freiheitseinschränkungen bewusst missbräuchlich ein-gesetzt" zu haben, wobei „11,1 %" dieses Geschehen beobachtet haben sollen. (vgl. ebd.). Ne-ben diesem Aspekt erklärten „12,3 % der Pflegekräfte", dass sie Medikamentenmissbrauch „zur Freiheitseinschränkung, sprich Sedierung" verabreicht haben, wobei „21 %" der Pflegenden dies beobachtet haben. (vgl. ebd.). „Pflegerische" und „psychosoziale Vernachlässigungen" wurden von „30-40 % […] begangen bzw. beobachtet. „56,8 %" der Befragten haben Pflege-bedürftige infantilisiert und nicht auf Augenhöhe behandelt und „77,8 % haben es bei Kollegen erlebt." (vgl. ebd.).

Trotz dieser eindeutigen Zahlen werde Gewalt in der Pflege jedoch viel zu selten in der Öffent-lichkeit diskutiert, so Billen. (vgl. ebd.). Die „Dunkelziffer" von Gewalt im Pflegeheimen ist immens, wobei Billen vermutet, dass es sich „sicherlich nur die Spitze des Eisberges" handelt. (vgl. ebd., S. 96). Gewalttaten werden nicht immer direkt als „Gewalt […] erkannt und geahn-det,", sondern finden „subtil" statt, werden teilweise nicht als „solche bewertet." (vgl. ebd.). Gewalt in der Pflege wird erst heute aufgrund eines „Paradigmenwechsel" als unverhältnismä-ßig und strafbar eingeschätzt. Die früheren Hauptziele wie beispielsweise der Leitspruch „Warm-Satt-Sauber" (ebd.) wurden abgelöst durch den Anspruch nach einer respektvollen, freundlichen Pflege auf Vertrauensbasis.

Gewalt ist ein subjektiver Begriff, der vom individuellen Empfinden der Personen abhängt. Besonders im Pflegebereich gestaltet sich der Begriff aufgrund des „Vertrauensverhältnisses" komplex, da die Variablen „Sorge" und „Gewalt" in einem engen, „relationalen" Verhältnis zueinanderstehen (vgl. Schröder 2019, S. 18). Unter Sorge wird grundsätzlich die gesamte Tä-tigkeit des „Sich-Kümmerns, d. h. der Unterstützung, der (freundschaftlichen) Hilfe, der Haus-arbeit, der Versorgung, der Erziehung, Betreuung und Pflege" verstanden. (vgl. Winker 2015). Der Einsatz von Gewalt in der Pflege sollte nur stattfinden, wenn diese zum Zwecke der Sorge bzw. Pflegehandlung notwendig ist und zum rechtmäßigen Arbeitsauftrag der Pflegenden ge-hört. Sie sollte immer die geistige und leibliche Unversehrtheit der gepflegten Person priorisie-ren. Gewalt in der Pflege kann demzufolge als „struktureller Bestandteil" des Alltags in der Sorge (vgl. Schröder 2019, S. 24-26) verstanden werden. Beispielhaft führt Wolfgang Billen (2014) die folgenden Alltagssituationen an, die Pflegekräfte verhältnismäßig einschätzen sol-len: „ Es soll Essen angereicht werden, damit der Betroffene nicht weiter an Gewicht verliert, obwohl der alte Mensch vielleicht keine Lust zum Essen hat, […] der Arzt verlangt, dass der alte Mensch mindestens 1500ml am Tag trinken soll, der Betroffene schiebt das Glas aber im-mer wieder zur Seite, […] die Angehörigen erwarten, dass der alte Mensch „sicher aufgehoben" ist, der Betroffene möchte andauernd aufstehen, obwohl er nicht mehr gehen kann und stürzt, […] eine Inkontinenzeinlage („Pampers") müsste dringend gewechselt werden, da der alte Mensch eingekotet hat. Er wehrt sich aber gegen die pflegerische Maßnahme, […] Mitbewohner und Angehörige beschweren sich über den penetranten Geruch eines Bewohners. Dieser will sich aber partout nicht waschen und die Kleidung wechseln." (vgl. Billen 2014, S. 100).

Im Umgang mit Pflegebedürftigen ist Sensibilität und Taktgefühl gefragt, da diese häufig Probleme damit haben, Pflegende in ihre Intimsphäre zu lassen. Empfehlenswert sind bei der Durchsetzung von Pflegemaßnahmen „sanfte Lösungen" wie zum Beispiel „Vertrauen schaffen, Vorlieben bzw. Abneigungen erkennen, den richtigen Moment wählen, das Ziel oder die Maßnahme zu überdenken." (vgl. ebd.). Aufgrund Personalmangel und Zeitdruck wird jedoch häufig „sanfte oder auch rabiatere Gewalt" angewendet. (vgl. ebd.). Die Sprache ist hier von „legitimer Gewalt," die Anwendung findet, wenn die „Handlungsmöglichkeiten Pflegender" in dem Maße begrenzt sind, dass „es keine Alternative zur Gewalt gibt." (vgl. Osterbrink / Andratsch 2015, S. 58). Um Gesundheitsrisiken oder Gefahren von Pflegebedürftigen abzuwenden, Hygienehandlungen, „Medikamenteneinnahme" oder „Fixierungen aufgrund richterlicher Anordnung" durchzusetzen. Zentral bei legitimer Gewalt ist stets das „Wohl [der bzw.] des Pflegebedürftigen. (vgl. ebd.). Demzufolge kann es „keine Pflege oder Erziehung, d. h. Sorgekonstellationen ohne Gewalt" geben (vgl. ebd.) und „Sorgeverhältnisse" sind „stets Gewaltverhältnisse." (vgl. ebd.). Hierzu mehr in Kapitel 3 und 4.

Gewalt im Pflegekontext muss also sehr differenziert betrachtet werden. Sobald die Gewaltanwendung eine andere Motivation als Sorge hat und nicht mehr die Gesundheit der gepflegten Person priorisiert, handelt es sich um eine unverhältnismäßige Gewaltanwendung. Die WHO (2008) definiert diese als „eine einmalige oder wiederholte Handlung oder das Unterlassen einer angemessenen Reaktion im Rahmen einer Vertrauensbeziehung, wodurch einer älteren Person Schaden oder Leid zugefügt wird." (vgl. WHO 2008, S. 22). Als Beispiele von Gewalt in der Pflege bzw. „Misshandlung älterer Menschen" nennt die WHO „körperliche Gewalt, Medikamentenmissbrauch, sexueller Missbrauch, psychische Misshandlung, finanzielle Ausbeutung und nicht zuletzt Vernachlässigung." (vgl. WHO 2008, S. 22). Zum besseren Verständnis soll der „Gewaltbegriff" im vorliegenden Text nur noch als Bezeichnung für die „unverhältnismäßige schädigende Gewaltanwendung" benutzt werden während legitime Gewalt zur Erfüllung der Sorgetätigkeit nicht mehr in den Gewaltbegriff fällt.

Als Beispiel für dokumentierte Gewaltanwendungen in der Pflege soll nun ein Fall in Deutschland aus dem Jahre 2011 vorgestellt werden. Der Nachrichtendienst „Merkur" aus Oberbayern berichtet im Januar 2011 von körperlicher Gewalt und sexueller Belästigung in einem Pflege-heim des Bayrischen Roten Kreuzes in Augsburg-Haunstetten. (vgl. Merkur 2011). Die Rede ist von einer jahrelangen Misshandlung und medikamentöser Ruhigstellung der Pflegebedürf-tigen. BewohnerInnen berichten laut Merkur von brutaler Behandlung durch einen 53-jährigen Pfleger (A.). Er wurde insbesondere auf zwei Stationen eingesetzt, welche Individuen mit De-menzerkrankung beherbergte. Diese wurden von Pfleger A. regelmäßig geschlagen, beleidigt, schikaniert, mit Psychopharmaka ruhiggestellt, brutal am Bett fixiert und sexuell missbraucht. (vgl. ebd.). Außerdem wurde festgestellt, dass Pflegebedürftige nach der Körperpflege „Häma-tome hatten, und dass die Zahl der Stürze auf der Station stark gestiegen" sei. (vgl. ebd.). Min-destens ein Fall des „sexuellen Übergriffs bei einer Bewohnerin" konnte aufgedeckt werden. Außerdem wurde in „einem Wäscheschrank des Heimes ein Pornoheft („Sex mit Oma") gefun-den." (vgl. ebd.). Viele Indizien deuteten auf die Taten des A. hin, jedoch wurde nichts davon nach außen getragen. Nachdem eine betroffene Bewohnerin sich ihren Angehörigen anver-traute, welche sodann die Heimleitung informierte, zog sie ihre Anklage aus Angst vor ihrem Peiniger zurück. (vgl. ebd.). Ebenso wurden die Beschwerden der KollegInnen bezüglich der medikamentösen Ruhigstellung der Pflegebedürftigen von der Heimleitung nicht ernst genom-men. Diese teilte ihm stets Beförderungen und Sonderleistungen zu. Aufgrund seiner erhöhten Position, Gewaltbereitschaft und Drohungen vermieden es die KollegInnen aus Selbstschutz gegen ihn vorzugehen. Die Atmosphäre im Team war geprägt von „Angst und Gewalt." (vgl. ebd.). Das Pflegeheim wurde laut Merkur in der letzten „Begutachtung durch den Medizini-schen Dienst [mit der] Note 1,3" bewertet. (vgl. ebd.). Dieser Fall verdeutlicht die Dynamik und Wechselwirkungen, welche entstehen, wenn die Interaktion zwischen KollegInnen und ge-genüber Pflegebedürftigen von Gewalt geprägt ist. Außerdem wird aufgezeigt, dass Prüfung der Heime durch ihre Aufsichtsstellen mitunter nur mangelhaft erfolgt. Die Taten des A. wur-den bekannt, als „alarmierte Pflegekräfte" sich an einen Pflegeexperten richteten, der sie darin unterstützte, den Träger des Heims über die Zustände zu informieren. So wurde dann am 14.1.2011 die „Staatsanwaltschaft eingeschaltet," „die Heimleiterin gefeuert und Strafanzeige" gegen Pfleger A. gestellt. (vgl. ebd.).

Die Abgrenzung von „legitimer" und unverhältnismäßiger Gewalt wird nicht von allen Pfle-genden gleich gezogen. Manche Pflegende sehen in der Ruhigstellung der Pflegebedürftigen keine Gewalt und diese somit auch nicht als „Opfer" ihrer Maßnahmen. (vgl. Billen 2014, S. 97). Laut Billen werden stattdessen Euphemismen genutzt, um die Gewalt in einem schöneren

Licht darzustellen: Eine „Fixierdecke" wird zur „Kuscheldecke", „freiheitsentziehende Maß-nahmen" werden „selbstschützende Maßnahmen" und „elektronische Überwachungssysteme" werden unter dem Begriff „Schutzengelsysteme" vermarktet. (vgl. ebd.).

Ein weiterer Aspekt, der beachtet werden muss, ist das allgemeine „Bild des alten Menschen." (vgl. ebd., S. 98). Viele ältere Menschen werden mit wenig Wertschätzung bedacht, nicht ernst genommen und ihre Bedürfnisse zählen wenig. Insbesondere dann, wenn körperliche Ein-schränkungen und Demenzhinzukommen, Individuen ihre „Autonomie und Selbstständigkeit verlieren" werden sie in der Gesellschaft nicht mehr als vollwertige Mitglieder behandelt. Spe-zifischere Aussagen zu den Gewaltformen in Pflegeverhältnissen erfolgen im nächsten Kapitel.

2.2. Formen von Gewalt im Pflegekontext

Laut WHO (2008) kann es in der Pflege (von älteren Menschen) zu „körperliche[r], psychi-sche[r] und sexuelle[r] Gewalt, finanzielle[r] Ausbeutung, Vernachlässigung und Einschrän-kung des freien Willens" der Pflegebedürftigen kommen. (vgl. WHO 2008, S. 22 f).

In der Pflege kann „körperliche Gewalt" in Form von „Misshandlungen" vorkommen. (vgl. Osterbrink / Andratsch 2015, S. 44). Sie zielt darauf ab, anderen Personen „körperlichen Scha-den" durch „Handlungen körperlicher Gewaltausübung" wie zum Beispiel „schlagen, festhal-ten, fesseln, treten, prügeln" zuzufügen. (vgl. ebd.). Als Folgen dieser Gewaltart gelten „äußer-lich sichtbare Spuren" wie zum Beispiel „Brüche, Verbrennungen, Schnitte, Quetschungen, blaue Flecken" etc. (vgl. ebd.). Als „absolute Grenze von körperliche[r] Gewalt" gilt die „Tö-tung eines anderen Menschen." (vgl. ebd.). Als Formen physischer Gewalt in der Pflege zählen außerdem „Fixierungen, [...] die Verabreichung falscher Medikamente oder einer Überdosis, künstliche Ernährung oder das Setzen eines Dauerkatheters gegen den Willen" einer gepflegten Person. (vgl. ebd., S. 45).

Psychische Gewalt hingegen gilt als Gewalt, die auf „seelischer, emotionaler Ebene" ausgeübt wird und „keine äußerlich sichtbaren Zeichen" hinterlässt. (vgl. ebd.). Sie ist schwerer nachzu-weisen, jedoch für Betroffene in gleicher Weise spürbar. Unter den Begriff psychischer Gewalt zählen „verbale Äußerungen, ein respektloser Umgang, [...] Beleidigungen und Beschimpfun-gen." (vgl. ebd.). Die AutorInnen nennen als Beispiel den Satz: „Haben Sie schon wieder ge-kleckert?" (vgl. ebd.). Pflegebedürftige werden so herabgesetzt und gedemütigt. Weitere Bei-spiele der psychischen Gewalt können sein: „Schüren von Angst, Abwertungen, Nötigungen und Diffamierungen." (vgl. ebd.). Häufig führt psychische Gewalt zu „starken Emotionen und

[...] seelischen Verwundungen," deren Heilung mitunter komplexer und schwieriger ist als die physischer Wunden. (vgl. ebd.).

„Vernachlässigung" zählt als eine Art „direkte[r] Gewalt," und äußert sich als „passive Vernachlässigung" in der Unterlassung von „erwartende[n] Handlungen," der Ignoranz von „Ängsten und Schmerzen" oder der „Verweigerung der direkten Kommunikation" (vgl. ebd., S. 45). Als „aktive Vernachlässigung," wird eine „bewusste Handlung" gesehen, die angemessene Behandlung" unterlässt. (vgl. ebd.). Beispielsweise „Maßnahmen der Grundpflege, Körperpflege, ausreichende Flüssigkeits- und Nahrungszufuhr." (vgl. ebd.).

Unter „finanzielle[r] Gewalt" zählt die „finanzielle Ausbeutung" der pflegebedürftigen Person." (vgl. ebd., S. 47). Beispielsweise in Form der Veruntreuung des Vermögens der zu pflegenden Person, Manipulation mit dem Ziel der Bewegung zu Geldleistungen wie „Testamentsänderungen, Geldgeschenke oder die Überschreibung von Haus- bzw. sonstigem Eigentum." (vgl. ebd.).

„Sexuelle Gewalt" oder „intime Übergriffe" umfassen alle Handlungen gegenüber eine zu pflegenden Person, bei denen „Sexualität als Mittel zur Demütigung und Verletzung eingesetzt wird." (vgl. ebd., S. 47). Als Formen der „sexuellen Gewalt" gelten verbale und physische Übergriffe, „sexuelle Belästigung, [...] anzügliche Äußerungen und Blicke, unangebrachter Körperkontakt, Erzwingen von sexuellen Handlungen, nicht einverständliche Intimkontakte, Vergewaltigung und sexueller Missbrauch." (vgl. ebd.). Sexuelle Gewalt gilt als „aggressiver, machtdemonstrierender Akt, der eine Erniedrigung des Opfers zur Folge hat." (vgl. ebd.).

Eine weitere Form der Gewalt im Pflegekontext ist die „strukturelle Gewalt." (vgl. ebd., S. 50). Sie ist eine Art „indirekte Gewalt" und basiert auf „äußere[n] Gegebenheiten" wie „institutionellen und gesellschaftlichen Strukturen." (vgl. ebd.). Laut AutorInnen kann „strukturelle Gewalt" mitunter „stärkere Auswirkungen haben als direkte Gewalt," da sie oft „nicht sichtbar und nur indirekt fühlbar ist." (vgl. ebd.). Beispiele für diese Gewaltform sind „gesetzliche Rahmenbedingungen" im spezifischen Pflegeheim, [...] herrschende Gegebenheiten in Betreuungseinrichtungen, Dokumentationspflicht, Essenszeiten, vorgegebene Tagesstrukturen und Tagesabläufe, feste Besuchszeiten, Mangel an Selbstbestimmung, Personal und Privatheit." (vgl. ebd.). Strukturelle Gewalt ist sehr beständig und „verfestigt Strukturen und Gegebenheiten" in Einrichtungen, was zusätzlich zur „Entstehung von Gewalthandlungen" beitragen kann. (vgl. ebd.). Als Beispiel gelten Personalmangel und Zeitdruck. Pflegende sind dazu gezwungen, ihre

Arbeit zu minimieren und haben weniger die Möglichkeit, die „Bedürfnissen der Pflegebedürftigen" im Blick zu behalten. (vgl. ebd.). Diese Einschränkungen führen dazu, dass Pflegende ihrem eigenen „beruflichen Selbstbild" nicht mehr gerecht werden können und auch Gepflegte aufgrund Zeitdruck und Stress von den Pflegenden zu „Unselbständigkeit" gezwungen werden. (vgl. ebd.). Laut AutorInnen können „belastende Arbeitsbedingungen" für Pflegende zur „strukturellen Gewalt" werden, wenn die Teamarbeit darunter leidet. (vgl. ebd., S. 51). Fehlende Bestätigung und „Wertschätzung" der eigenen Arbeit führen oft zu „Demotivation und steigender Frustration auf Seiten des Pflegenden." (vgl. ebd.).

Eine Gewaltform die in der vorliegenden Hausarbeit als Schwerpunkt gesetzt wird, ist die institutionelle Gewalt. Sie steht in enger Verbindung mit der strukturellen Gewalt, zeigt sich indirekt durch institutionelle Strukturen als „Bestandteil institutioneller Handlungsweisen" oder auch direkt in der Interaktion zwischen Individuen. (vgl. Illmann, Holler-Nowitzki et al 2007, S. 22). Im ersten Schritt erfolgt eine Begriffsbestimmung der „Institution". Diese definiert sich nach Esser (2002) als „Ordnungs- und Regelsystem," welches soziale Interaktionen und Handlungen von Subjekten und Gruppen „formt, stabilisiert und lenkt." (vgl. Esser 2000, S. 12). Praktisch können unter dem Begriff „feste gesellschaftliche Einrichtungen" verstanden werden, wie beispielsweise Schulen, Universitäten, Behörden, Gerichte oder Heime. (vgl. ebd.). Durch institutionelle Gewalt können „Mitglieder" der Institutionen in ihrer Freiheit beschränkt werden und finden sich häufig in „Unterwerfungs- und Abhängigkeitsverhältnissen" (Hurrelmann/Brüdel, 2007, S. 20) wieder, welche die Ausübung von Gewalt begünstigen können. (vgl. Lueger-Schuster et al. 2013, S. 13).

Der Aufbau von Alten-/ Pflegeheimen spiegelt oft den Aufbau von „totalen Institutionen" wider, welche „die Eigenständigkeit und Individualität des Einzelnen" immer mehr reduzieren. (vgl. ebd., S. 169). Ihr Tagesablauf ist bis ins kleinste Detail strukturiert und erlaubt je nach Pflegegrad und Einrichtung kaum Selbstentfaltungsmöglichkeiten. Pflegebedürftige werden, je nachdem ob sie Angehörige und Kontakt zu diesen haben, „vom Rest der Gesellschaft isoliert und verlieren an identitätsstiftenden Merkmalen. (vgl. ebd.). Institutionelle Gewalt steht also in Verbindung mit Machtmissbrauch in Institutionen. Der Begriff der Macht ist in diesem Zusammenhang zentral. Die institutionelle Macht wird über „ausführende Organe," bzw. VertreterInnen der Institutionen durchgeführt. (vgl. Illmann/Holler-Nowitzki et al 2007, S. 22). Diese VertreterInnen sind im Pflegekontext Pflegende, Heimleitung und u.U. ÄrztInnen.

Neben der strukturellen gilt auch die „kulturelle Gewalt" als vorkommende Gewaltform in Pflegeeinrichtungen. (vgl. ebd., S. 52). Sie gilt als „Gewalt der Vorurteile" und kann das Verhalten
gegenüber bestimmten Kulturen mitunter unbewusst beherrschen. (vgl. ebd.). Als Kultur kann
auch die Generation alter Menschen betrachtet werden. Viele Individuen haben negative Vorurteile gegenüber alten Menschen, was die „allgemeine Gewaltbereitschaft gegen alte Menschen" steigern kann. (vgl. ebd.). Kulturelle Gewalt kann Pflegende und Gepflegte betreffen
und mit „direkter und indirekter Gewalt einhergehen." (vgl. ebd., S. 53). Verfügt eine pflegende
Person über wenig Wissen in Bezug auf bestimmte Krankheitsbilder, kann es zu Fehleinschät-
zungen und unverhältnismäßiger Behandlung kommen. Beispielsweise, wenn Demenzkranke
weniger ernst genommen werden. Folge von Vorurteilen gegenüber Pflegebedürftigen sind u.a.
„freiheitsbeschränkende Maßnahmen, [...] Unterlassungen oder Kränkungen," welche jedoch
von „Pflegenden häufig nicht als solche wahrgenommen" werden. (vgl. ebd.). Hierzu mehr im
folgenden Kapitel.

2.3. Herausforderungen des Pflegeberufs & gewaltbegünstigende Faktoren

Das vorangegangene Kapitel hat die verschiedenen Formen von Gewalt im Pflegekontext dar-
gestellt. Nun sollen die Herausforderungen des Pflegeberufs erörtert werden, welche potenziell
Gewalt begünstigen können.

Gewaltvolles Handeln entwickelt sich meist in einem längeren Prozess, geschieht in der sozialen Interaktion und basiert auf verschiedenen Faktoren (vgl. Osterbrink / Andratsch 2015, S.
157), wie zum Beispiel dem allgemeinen Arbeitsverständnis, Vorurteilen, Wertvorstellungen,
Stressregulation, persönlichen Umständen (z.B. Finanzen, Familie, Konflikte, Arbeitslosigkeit,
Partnerschaftsprobleme, Drogenmissbrauch, psychische und physische Erkrankungen) oder
zum Teil auch Verhaltensweisen der Opfer," die, meist unbewusst begünstigend auf die Entstehung von „Gefühle[n] wie Frustration oder Aggression bei den TäterInnen" wirken können.
(vgl. Billen 2014, S. 97 f).

Die Ursachen können sehr unterschiedlich sein, sind jedoch individuell miteinander verknüpft.
Die Psychologen Thomas Görgen und Werner Greve stellen heraus, dass Gewalt in der Pflege
meist aufgrund von „Überforderung" und „Überlastung" der Pflegenden vorkommt. (vgl. Görgen / Greve 2005, S. 53 f). Jede Gewalthandlung muss individuell auf „Ursachen und Wirkun-
gen" geprüft werden, da stets verschiedene komplexe Faktoren zusammenspielen. (vgl. Oster-

brink / Andratsch 2015, S. 157). Laut Andratsch und Osterbrink kommt es zu einer Wechselwirkung zwischen den einzelnen gewaltfördernden Faktoren, die sich im Laufe der Zeit intensivieren. (vgl. ebd.).

Als Basis der Gewalt wird die aggressive Stimmung der pflegenden Person genannt. Diese Aggression kann entweder „direkt aus der Pflegebeziehung resultieren" oder aber „ihren Ursprung [...] außerhalb dieser Beziehung" finden. (vgl. ebd., S. 158). Verhalten sich Pflegebedürftige und / oder PflegerInnen aggressiv, kann dies wiederum zu Gewalt und Aggression beim Gegenüber führen. Häufig ist die Folge eine „Spirale der Gewalt", welche es schwierig gestaltet, die Rollen von „Opfer und Täter" in der Konfliktsituation zu erkennen. (vgl. ebd.). Die Ursachen von Gewalt in der Pflege liegen wie bereits angemerkt innerhalb oder außerhalb der Pflegebeziehung. Ersteres soll nun näher erläutert werden, wobei in den Kapiteln 3 und 4 der vorliegenden Arbeit spezifischer auf die Beziehung zwischen Pflegenden und Pflegebedürftigen eingegangen werden soll.

Der Pflegeberuf stellt Pflegende und Pflegebedürftige vor Herausforderungen. Die „Pflege von Betagten und Hochbetagten in Einrichtungen der Langzeitpflege" zielt meistens auf eine „Betreuung bis zu deren Tod dar." (vgl. Osterbrink / Andratsch 2015, S. 161). Eine „völlige Genesung und Wiederentlassung" wird demzufolge nicht angestrebt, da sie „unrealistisch" ist. (vgl. ebd., S. 162). Hieraus resultiert, dass Pflegende sich oft ohnmächtig und hilflos fühlen, da sie die Situation der Pflegebedürftigen nicht verbessern können und ihre „Erwartungen über das tatsächlich Mögliche hinausgehen." (vgl. ebd.). Sie fühlen sich in ihrem Pflegeauftrag gescheitert, müssen sich mit der „Begrenztheit ihres Handelns abfinden und den Tod als Teil ihrer Arbeit akzeptieren." (vgl. ebd.). Auch dies kann zu Aggression seitens der Pflegenden führen.

Jedoch muss die Ursache für Gewalt in der Pflege nicht (nur) innerhalb der Pflegebeziehung liegen. Sie kann auch aus äußeren Faktoren resultieren. Pflegebedürftige werden mitunter als „Ventile" für angestaute Frustration genutzt. Hierbei sind die psychologischen Faktoren der TäterInnen bedeutsam. Aber auch die strukturellen Begebenheiten der Institution, wie zum Beispiel Zeitknappheit, Personalmangel und ein eingeengter Pflegeschlüssel wirken sich negativ auf die Pflegenden aus. Folgen sind eine zu hohe Arbeitsbelastung der Pflegenden, Stress und enormer Druck. Häufig basieren diese Zustände auf Schwächen der Führungspersonen, Teamkonflikten oder Kommunikationsfehlern. Aber auch die unzureichende gesellschaftliche Anerkennung des Pflegeberufs, welche sich in der mangelhaften finanziellen Wertschätzung äußert, kann Grundlage für Frustration, Aggression und Gewalt sein.

Pflegende, die gewalttätig werden, sind häufig Individuen, welche „selbst gesundheitliche Probleme haben, Erfahrungen mit „Gewalt oder Missbrauch haben" oder an Depressionen leiden." (vgl. Osterbrink / Andratsch 2015, S. 165). Sie haben Probleme, sich abzugrenzen und übertragen ihre eigenen Konflikte und „negative[n] Erinnerungen [...] aus [ihrem] privaten Umfeld" auf ihre PatientInnen. (vgl. ebd.). Auch wenn diese Übertragung mitunter unterbewusst erfolgt, „kommt [es] zu einer Ablehnung bzw. einer voreingenommenen, negativen Grundhaltung gegenüber dem Pflegebedürftigen, ohne dass dieser aktiv etwas dazu beigetragen hätte." (vgl. ebd.). Einige Pflegende verfügen über das sogenannte „Helfer-Syndrom," welches sie dazu veranlasst, sich für andere Personen aufzuopfern, in der Hoffnung Dankbarkeit und Anerkennung hierfür zu erhalten. (vgl. ebd.). Im Pflegebereich können die ArbeitnehmerInnen jedoch nicht immer mit dankbaren PatientInnen rechnen, da Pflegebedürftige aufgrund ihres „Gesundheitszustandes [...] vielfach außerstande [sind], Pflegenden die erwartete Wertschätzung und Dankbarkeit für das aufopfernde Verhalten entgegenzubringen." (vgl. ebd.). Als Resultat zeigen sich mitunter „Enttäuschung und Wut bei Pflegenden," was die „Gefahr von Gewalt und Aggression" fördern kann. (vgl. ebd., S. 166).

Strukturelle Ursachen

Eine weitere Ursache von Gewalt findet sich in strukturellen Zwängen und Beschränkungen. Pflegende können sich aufgrund der Zeitknappheit den PatientInnen häufig nicht „angemessen" annehmen und so ihren „persönlichen Anforderungen und Vorstellungen" nicht entsprechen, was wiederum zu „Frustration und Wut" führen kann, welche sich letztendlich an den PatientInnen entlädt. (vgl. Osterbrink / Andratsch 2015, S. 167). Wie bereits in Kapitel 2.1. erklärt, ähneln Alten-/ Pflegeheime in ihrem Aufbau totalen Institutionen, welche den Tagesablauf ihrer Mitglieder bis ins kleinste Detail strukturieren. Es kommt zur Isolation und zu einem Abbau der identitätsstiftenden Merkmale der Individuen. Ihre Möglichkeiten zur Selbstentfaltung werden reduziert. Diese Entwicklung zeigt sich insbesondere in der aktuellen *Covid-19* Pandemie, welche es Angehörigen untersagt, ihre Familienmitglieder zu besuchen. Viele ältere Menschen sehen sich nun vollkommen isoliert und haben (je nach technischen Fähigkeiten) kaum Kontakt zur Außenwelt. Ihr Leben spielt sich nur noch in der Einrichtung ab und gewinnt an Monotonie. Die aktuelle Studie von Hower, Pförtner und Pfaff (2020) verdeutlicht, dass 65 % der befragten Einrichtungen die Isolation der PatientInnen als „mindestens stark belastend" und sich um das psychische „Wohlergeben der Pflegebedürftigen sorgt." (vgl. Hower et al 2020, S. 14). Außerdem berichten „mehr als der Hälfte der Befragten" von einer Verstärkung des Zustandes. (vgl. ebd.). Dies treffe insbesondere auf die Demenzerkrankten zu, da sich die „Kommunikation [...] deutlich erschwer[e]." (vgl. ebd.). Dies lasse sich auf die durch Mund-Nasen-Schutz gedämpfte Stimme, fehlende Sichtbarkeit der Mimik und damit einhergehende Anonymität zurückführen. Die Isolation führe zu „Einsamkeit, Unsicherheit und Angst unter den Pflegebedürftigen, vor allem gegenüber der aktuellen Situation." (vgl. ebd.). So berichten die BewohnerInnen, sich „teilweise ausgegrenzt vom Leben außerhalb der Einrichtung" zu führen. (vgl. ebd.). Auch diese Aussage untermauert die These, dass die Pandemie den Charakter der „totalen Institution Pflegeheim" noch verstärkt. Die Entwicklung führt außerdem zu Depression und einem Gefühl der Sinnlosigkeit der Pflegebedürftigen, da sie „aufgrund der kurzen noch verbleibenden Lebenserwartung scheinbar keine Perspektive" für ihr Leben sehen. (vgl. ebd.).

Ein weiterer Faktor ist die „personelle Unterbesetzung" in den Pflegeheimen. (vgl. Osterbrink / Andratsch 2015, S. 170). Hieraus resultieren „Personalmangel und ein eingeengter Pflegeschlüssel," welche ihren Beitrag zur „Arbeitsbelastung und zum Stress Pflegender" geben. (vgl. ebd.). Außerdem werden die Pflegenden tagtäglich dazu angetrieben, „schneller und kostensparender zu arbeiten" was einen enormen Druck darstellt. (vgl. ebd.). In kurzen Zeiträumen stehen Pflegende vor der Aufgabe, „komplexere Tätigkeiten bei vielfach erkrankten Patienten bzw. Pflegebedürftigen" zu leisten und „ihre Arbeit auf das Notwendigste zu reduzieren." (vgl. ebd., S. 171). Der Arbeitsumfang steigt immer weiter und die Pflegenden müssen „klare Prioritäten" setzen und „häufig Abstriche" bei der Pflege machen. (vgl. ebd.). Ihr Arbeitsverständnis, eigene Ansprüche stehen sodann in Diskrepanz zu den realen Gegebenheiten, was zu „Unzufriedenheit und Verzweiflung" aber auch „Enttäuschung" und Motivationslosigkeit führen kann. (vgl. ebd.). Der strukturelle Druck führt dazu, dass Pflegende an ihre emotionalen und körperlichen Grenzen kommen oder diese sogar überschreiten. Dies hat zur Folge, dass sie gereizt sind, „psychosomatische Störungen und Burn-out" entwickeln, Drogen und / oder Alkohol konsumieren und „im schlimmsten Fall" ihren Stress an den PatientInnen auslassen. (vgl. ebd.). Pflegebedürftige sehen sich der Aggression und Gewalt hilflos ausgeliefert.

Eine weitere Herausforderung kann in den „Schwächen" von Führungspersonen liegen. (vgl. Osterbrink / Andratsch 2015, S. 173). Grundsätzlich ist es die „Aufgabe der Führungskräfte," einen Arbeitsrahmen zu schaffen, der die „gesetzlichen Bestimmungen zum Arbeitsschutz und menschengerechten Arbeitsbedingungen" wahrt. (vgl. ebd., S. 174). Um den Pflegenden ein angemessenes Arbeiten zu ermöglichen, sollen „stressverursachende Faktoren im Arbeitsumfeld" reduziert werden. (vgl. ebd.). Hierzu zählen „Zeitdruck, Rollenkonflikte oder emotionale Belastungen der Mitarbeiter." (vgl. ebd.). Außerdem sollen diese nur Aufgaben erhalten, die sie erfüllen können. (vgl. ebd.). Missachtet eine Führungskraft diese Bedingungen, kommt es zu Frustration und fehlender Motivation, die wiederum Unzufriedenheit und Aggression unter den MitarbeiterInnen fördern kann.

Ein weiterer Aspekt sind „Konflikte im Team und Fehler in der Kommunikation." (vgl. ebd., S. 177). Um eine reibungslose und optimale Pflege der Individuen zu ermöglichen, sollte die Teamarbeit fair geregelt und angemessen verteilt sein. „Kommunikationsstörungen" können laut AutorIn zu „Konflikten [...] innerhalb der pflegerischen Versorgung bis hin zu Gewaltausschreitungen" führen. (vgl. ebd.). Schon allein die Sprache und Wortwahl wirkt sich auf die Atmosphäre im Team aus. So sei eine „störungsfreie Kommunikation" die „Basis für ein gutes Miteinander zwischen Pflegenden und Pflegebedürftigen" aber auch relevant für die „Zusammenarbeit mit Kollegen" und Kolleginnen. (vgl. ebd.). Durch unangebrachte Anrede können „Kränkungen, Ängste und Ärger" entstehen. (vgl. ebd.). Ist das Arbeitsklima angespannt, kann dies zu Frustrationen der Pflegenden führen und sich letztendlich in der Pflege der PatientInnen entladen. (vgl. ebd.).

Außerdem wird Gewalt in der Pflege begünstigt, wenn Hinweise auf Gewaltanwendungen von Pflegenden und Angehörigen nicht ernst genommen werden. (vgl. ebd., S. 180). Laut AutorIn zeigt sich das Gewaltpotenzial in einer Einrichtung bereits im „Umgangston" zwischen Pflegenden und in der Kommunikation zwischen Pflegenden und Gepflegten. (vgl. ebd.). Beispielsweise deutet die „Verwendung von Spitznamen, makabrer Phrasen oder ironisierender Äußerungen" auf fehlenden Respekt gegenüber den Pflegebedürftigen hin. (vgl. ebd.). Osterbrink und Andratsch weisen auf einen Fall in Lainz hin, wo es zu Patiententötungen kam. Auch hier konnten „sprachliche Auffälligkeiten" festgestellt werden. (vgl. ebd.). Die damalige Haupttäterin Waltraud W. wurde mit dem „Spitznamen Hexe" bezeichnet und es wurde gesagt, dass PatientInnen schneller sterben würden, wenn diese anwesend wäre. (vgl. ebd.). Beispielsweise konnte die folgende Aussage von KollegInnen rekonstruiert werden: „Er kann net sterben, weil die Waltraud nicht da ist." (vgl. ebd.). Problematisch hierbei ist, dass solchen Äußerungen häufig mit „Ignoranz und Desinteresse" begegnet wird. (vgl. ebd.). Meist kommt es nicht zu „Nachforschungen und Rückmeldungen" mit der Absicht, den „Ruf der Abteilung nicht zu gefährden." (vgl. ebd.). Die „internen Kontrollen" der Institutionen finden meist „eher unzureichend" statt und „nicht alle leitenden MitarbeiterInnen" werden über die Auffälligkeiten in Kenntnis gesetzt. (vgl. ebd.).

Ein weiterer Aspekt ist, dass sich TäterInnen aufgrund der Isolation und fehlenden Handlungsmacht der Pflegebedürftigen in einem „rechtsfreien Raum" wägen. (vgl. ebd.). Sie rechnen nicht mit „Konsequenzen" und fühlen sich weder „kontrolliert noch in ihrem Handeln gebremst." (vgl. ebd.). Aus diesem Grund kann davon ausgegangen werden, dass „die Dunkelziffer von Gewaltanwendungen in Altenpflegeeinrichtungen sehr hoch ist." (vgl. Billen 2014, S. 102). Die „Kommunikations- und Fehlerkultur einer Einrichtung" entscheidet darüber, ob Informationen über beobachtete Gewaltanwendungen an Pflegebedürftigen an Vorgesetzte weitergetragen werden. (vgl. ebd.). Eine diesbezügliche Information wird häufig vermieden, um „Kollegen nicht denunzieren" oder aber „auch aus Angst vor Mobbing." (vgl. ebd.).

Als letzte Ursache soll die „mangelhafte finanzielle Wertschätzung und fehlende Anerkennung" des Pflegepersonals genannt werden. (vgl. Osterbrink / Andratsch 2015, S. 181). Im Vergleich mit anderen Berufen ist der Verdienst in Pflegeberufen, trotz der „hohen Verantwortung" nach wie vor gering. (vgl. ebd.). Laut Andratsch und Osterbrink ist das „Verhältnis von tatsächlicher Leistung und Entlohnung [...] unangemessen." (vgl. ebd.). Zwar gilt der Pflegeberuf in der Gesellschaft als sinnvolle Arbeit, jedoch zeigt sich die „mangelnde tatsächliche Wertschätzung" in der unangemessenen „Entlohnung" der Pflegenden. (vgl. ebd., S. 182). Trotz Verantwortung und „negativer Arbeitsbedingungen" wird keine Lohnerhöhung durchgesetzt, was ernüchternd wirkt, je „mehr Erfolg [andere Berufsgruppen] mit ihren finanziellen Forderungen erzielen." (vgl. ebd.). ArbeitnehmerInnen in Pflegeberufen fühlen die „mangelnde Wertschätzung." (vgl. ebd.). Diese kann zu „Unzufriedenheit [...] und zum Sinken [der] Arbeitsmotivation" führen, was wiederum ein Risiko für ihre PatientInnen darstellt. (vgl. ebd.).

3. Die asymmetrische Beziehung zwischen Pflegenden und Gepflegten

Das pflegerische Verhältnis zeichnet sich aus durch eine Beziehung zwischen der beruflich pflegenden und der pflegebedürftigen Person. (vgl. Osterbrink / Andratsch 2015, S. 27). Wesentlich hierbei ist die „Beziehungsarbeit." (vgl. ebd.). Laut Osterbrink und Andratsch (2015) kann diese mitunter sehr anspruchsvoll für die Pflegenden sein. (Osterbrink / Andratsch 2015, S. 27). Es kann zwischen drei Beziehungsarten bzw. Gestaltungsarten unterschieden werden. Die „persönliche Beziehung" hat ihren Kern in der „zwischenmenschliche[n] persönliche[n]" Ebene. (vgl. ebd.). Pflegende versuchen, „unter Berufung [ihres] Fachwissen[s] und Fähigkeiten" individuell und situativ auf die zu pflegenden Personen einzugehen. (vgl. ebd.). Neben dem professionalen Aspekt wirken sich auch „Sympathie und Mitleid" auf die Beziehung aus. (vgl. ebd.). Jedoch sei hier zu beachten, dass Pflegende trotzdem handlungsfähig bleiben und „gegenüber der pflegebedürftigen Person emotionale Distanz wahren" sollen. (vgl. ebd.). Pflegende machen sich unter Umständen im Pflegeprozess selbst „verwundbar," je nachdem, wie sie die Beziehung zur Gepflegten Person gestalten. (vgl. ebd.).

Neben dem persönlichen Aspekt kann die „Pflegebeziehung" auch als „kongruente Beziehung" betrachtet werden. (vgl. ebd., S. 27). Das heißt, die Beziehung ist auf „die Erreichung eines Zieles gerichtet ist, nämlich das gemeinsame Pflegeziel." (vgl. ebd.). Gepflegte bringen ihren Pflegern und Pflegerinnen „Vertrauen" entgegen, was zur „Genesung beitragen" kann. (vgl. ebd., S. 28). Andererseits können Pflegende „im Gegenzug mit der Adhärenz (Mitwirkung) des [bzw. der] Pflegebedürftigen rechnen." (vgl. ebd.). Diese Mitwirkung kann entscheidend dafür sein, dass sich Pflegende in ihrer „Arbeit akzeptiert und durch den Pflegebedürftigen angenommen" fühlen. (vgl. ebd.). Laut Autor und Autorin hat die Pflegebeziehung in diesem Falle die Problemlösung als Schwerpunkt. Die Pflege orientiert sich hier „am täglichen Leben des [Gepflegten] (Modell des Lebens)." (vgl. ebd.).

Eine weitere Form der Beziehungsgestaltung im Pflegekontext ist die „heilende Beziehung." (vgl. ebd.). Diese wird laut Andratsch und Osterbrink insbesondere bei Individuen mit „chronischen Erkrankungen" eingesetzt. (vgl. ebd.). Bei richtiger Handhabung könne sie zu einer „positive[n] therapeutische Wirkung und [...] Genesung des Pflegebedürftigen" beitragen. (vgl. ebd.). Voraussetzung für den Aufbau einer heilenden Beziehung ist ein „ausreichendes Fachwissen, notwendige Kompetenzen" und ein Bewusstsein für die Bedürfnisse und den „Gesundheitszustand" der zu pflegenden Person. (vgl. ebd.).

Persönlichkeit, Kongruenz und Heilung sind Dimensionen der pflegerischen Beziehung, die in enger Verbindung zueinanderstehen. Während die „persönliche Beziehung" als „Grundeinstellung des Pflegenden dem Pflegebedürftigen gegenüber" zu sehen ist, beschreibt die „kongruente Beziehung" das Ziel der Beziehung und der heilende Aspekt steht als „positives Ergebnis der Beziehung." (vgl. ebd.).

Trotz dieser Aspekte sei eine gewisse „Distanz" zu der pflegebedürftigen Person wichtig, um den Schutz der eigenen Person vor den „Schmerzen und Belastungen des Pflegebedürftigen" zu gewährleisten. (vgl. ebd.). Ohne Distanz kann es zu „negative[n] Emotionen, Schuldgefühle[n]" und Selbstzweifeln kommen, welche wiederum Aggressionen hervorrufen können. (vgl. ebd., S. 29).

Die AutorInnen bemerken, dass die „Organisationsstruktur" und „gelebte Kultur" der Einrichtung ebenso Einfluss auf die Pflegebeziehungen nehmen können. (vgl. ebd.). Ziel sollte stets eine „auf Augenhöhe basierende, mitfühlende und anteilnehmende Pflege" sein, die auf beide Instanzen achtet und „der pflegebedürftigen Person genügend Raum" lässt. (vgl. ebd.). Ein Ausgleich zwischen Persönlichkeit und Distanz gilt als „eine der wesentlichen Herausforderungen" im Pflegekontext. (vgl. ebd.).

Die Pflegebeziehung basiert auf einer asymmetrischen Machtverteilung. (vgl. Osterbrink/Andratsch 2015, S. 29). Beim Eintritt eines Individuums in eine Pflegeeinrichtung geht laut AutorIn „automatisch ein Teil der eigenen Unabhängigkeit verloren." (vgl. ebd.). Die Pflegebeziehung ist von einem „Ungleichgewicht zwischen Pflegenden und Gepflegten gekennzeichnet" wobei die Verteilung von „Macht und Ohnmacht" von Beziehung zu Beziehung variieren. (vgl. ebd.). Als Lösung für eine ausgeglichene Pflegebeziehung empfehlen Andratsch und Osterbrink, eine Aushandlung der „Pflegesituation mit dem Betroffenen und gegebenenfalls seinen Angehörigen." (vgl. ebd.). So könne gewährleistet werden, dass es nicht zu „Machtkämpfen" zwischen PflegerIn und Pflegebedürftigen kommt. (vgl. ebd.). Es sollen keine Pflegehandlungen durchgeführt werden, die „gegen den Willen des Pflegebedürftigen vorgenommen werden oder seine Würde verletzen," da ansonsten „gegen die Grundhaltung des Pflegeberufes" verstoßen werde. (vgl. ebd., S. 32). Aus diesem Grund soll jede „Pflegemaßnahme" in der Hinsicht in Frage gestellt werden, „ob sie tatsächlich zum Vorteil des Pflegebedürftigen ist." (vgl. ebd.).

Der Verlust an Autonomie der pflegebedürftigen Person kommt einer Ohnmacht gleich. „Je größer die Macht des einen ist, desto größer die Ohnmacht des anderen." (ebd.). Die Macht der Pflegenden äußert sich im Grad der Abhängigkeit der Pflegebedürftigen. So befinden sich „Pflegende [...] in einer übergeordneten Position, weil sie die Fachleute innerhalb der konkreten Situation sind und ihnen die Entscheidung über die entsprechenden Maßnahmen obliegt," so Andratsch und Osterbrink. (vgl. ebd.). Diese asymmetrische Machtverteilung hat als Folge, dass „Machtmissbrauch" begünstigt werden kann. (vgl. ebd.).

Bei eingehender Betrachtung können vier Machtarten im Pflegekontext ausgemacht werden: „Aktionsmacht, instrumentelle Macht, autoritative Macht und datensetzende Macht." (vgl. ebd., S. 33 - 37). Unter „Aktionsmacht" versteht sich die „direkteste Form der Machtausübung." (vgl. ebd., S. 33). Ziel hierbei ist, „durch eine einzelne verletzende Handlung Macht über einen anderen Menschen zu erhalten." (vgl. ebd., S. 34). Diese Macht wird „punktuell" verwendet, um bestimmte Handlungen gegen den Willen der anderen Person durchzusetzen. (vgl. ebd.). Basis spielt hierbei die „Verletzbarkeit des Menschen" wobei Folge der Aktionsmacht „die Anwendung von körperlicher Gewalt, [...] Mobbing [oder] Demütigungen" darstellt. (vgl. ebd.). Es wird deutlich, dass die Begriffe „Macht" und Gewalt" ineinander übergehen. (vgl. ebd.).

Eine weitere Form der Machtausübung in der Pflege ist die „instrumentelle Macht." (vgl. ebd., S. 35). Diese zielt auf die Kontrolle, „Steuerung" und dauerhafte Beeinflussung des „Verhaltens des Unterlegenen" ab. (vgl. ebd.). Diese Manipulation führt dazu, dass ein Machtsystem entsteht, bei dem die untergebene Person in ihrem Willen gebrochen wird und sich den Wünschen der mächtigen Person sozusagen beugt. Pflegebedürftige werden in diesem Falle abhängig von ihren PflegerInnen, ihre Wahrnehmung ist manipuliert und geprägt von „Hoffnung bzw. Angst." (vgl. ebd.).

Als weitere Machtform zählt die „autoritative Macht," welche darauf abzielt, „Einstellung und Verhalten eines anderen Menschen" zu lenken. (vgl. ebd., S. 36). Sie wird auch als „innere Macht bezeichnet, da sie verinnerlicht ist und sich daher nur schwer durchbrechen lässt." (vgl. ebd.). Basis ist die Suche nach Zugehörigkeit und Anerkennung anderer Individuen oder Gruppen.

Als letzte Machtart gilt die „datensetzende Macht." (vgl. ebd.). Diese basiert auf mehrdimensionalen Veränderungen, die Einfluss auf Individuen ausüben, ohne dass diese sich diesen erwehren können. Insbesondere die konsumorientierte Gegenwartsgesellschaft produziert ständig neue Dinge, was dazu beiträgt, dass diese „in das Leben [der] Menschen ein[greifen], ohne dass sich die Betroffenen dieser Einflussnahme entziehen können." (vgl. ebd.).

4. Die Auswirkungen der pflegerischen Beziehung auf Gewaltanwendungen

Auf Grundlage meiner Recherchen und Auseinandersetzung mit der Thematik konnten sechs Auswirkungen der Pflegebeziehung herausgefiltert werden, die sich begünstigend auf die Entstehung von Gewalt auswirken können.

Im ersten Schritt soll die *ungleiche Machtverteilung* innerhalb der Beziehung erläutert werden. Das aus der Pflegebeziehung resultierende Abhängigkeitsverhältnis erlaubt Pflegenden (und ÄrztInnen), „Macht" über Pflegebedürftige auszuüben. (vgl. Osterbrink / Andratsch 2015, S. 158). Pflegebedürftige sind auf die Pflegenden angewiesen und deren Handlungen ausgeliefert. Dies zeigt sich insbesondere dann, wenn es um Medikation, Hygiene und Mobilität geht. Den Pflegenden „obliegt die Entscheidungsgewalt hinsichtlich der pflegerischen Maßnahmen," was eine gewisse Machthierarchie entstehen lässt. (vgl. ebd., S. 158). Diese „asymmetrische Beziehung" und „Abhängigkeit" kann „Machtmissbrauch, Aggression und Gewalt" begünstigen. (vgl. ebd., S. 159).

Jedoch können auch, wie bereits in Kapitel 2.1. und Kapitel 224. erläutert, durch „institutionelle Bedingungen [...] Machtkonstellationen" entstehen, die die „Entstehung von Aggression" in der Pflege begünstigen können. (vgl. ebd., S. 30). Pflegebedürftige müssen sich den „Regeln der jeweiligen Einrichtung [...] unterwerfen und sich den dort herrschenden Gegebenheiten anzupassen," was dazu führt, dass Individuen Teile ihrer „eigenen Autonomie" verlieren. (vgl. ebd.). Es kommt zu einem „Machtverlust" der Pflegebedürftigen, der zu Entfremdung und psychischen Problemen führen kann. (vgl. ebd.). Als Beispiel nennen Osterbrink und Andratsch einen Fall aus einer Pflegeeinrichtung:

„Eine ältere Bewohnerin, die häufig zur Toilette musste, ist vom Pflegenden auf dem Balkon abgestellt worden. Da die Dame an den Rollstuhl gefesselt war, ist sie von dort über mehrere Stunden nicht mehr weggekommen. Als es schließlich zum Dienstwechsel kam und die Nachtschwestern die Pflege übernahmen, war die Bewohnerin komplett durchnässt und vollkommen aufgelöst." (vgl. ebd., S. 31).

Die zweite Auswirkung, welche gleichzeitig Folge der ungleichen Machtverteilung ist, ist die *Opferrolle* der Pflegebedürftigen. Die WHO (2008) erklärt, dass schwache ältere Menschen mit Einschränkungen einem „erhöhten Risiko ausgesetzt" sind, „Opfer von Gewalt" im Pflegekontext zu werden. (vgl. WHO 2008, S. 22). Die Machtposition der Pflegenden kann mitunter zu Machtmissbrauch, respektlosem und erniedrigendem Verhalten führen. Beispiele sind „mangelnde Rücksichtnahme auf [...] Intim- und Privatsphäre, [Eintreten] ohne Anklopfen, [unsensible, abfällige] Intimpflege, Duzen" und Verkindlichung. (vgl. ebd.). Durch dieses Verhalten werden „Abhängigkeit" und Kontrollverlust der Gepflegten verstärkt. (vgl. ebd.).

Wie das folgende Zitat zeigt, sind „Macht und Gewalt" immer noch aktuell und mitunter Teil „der Tagesordnung" in Pflegeeinrichtungen. (vgl. Billen 2014, S. 97). Je eingeschränkter eine Person, desto rabiater die Machtausübung. „Freiheitsentziehende Maßnahmen," wie beispielsweise Fixierungen, Psychopharmaka und Isolierung werden in manchen Fällen von PflegerInnen genutzt, ihre Arbeit zu erleichtern, wirken sich jedoch katastrophal auf die Psyche der betroffenen Pflegebedürftigen aus:

„Eine ganze Nacht auf dem Rücken liegend, mit sehr eingeschränkter Mög-
lichkeit sich seitlich zu drehen, sich wenn nötig am Fuß zu kratzen oder die
Beine anzuwinkeln, für die meisten Menschen ist das der Alptraum. Etwa
50.000 Menschen in der Bundesrepublik erleben ihn Nacht für Nacht: Durch
einen Bauchgurt an der Matratze angeschnallt, bei Bedarf zusätzlich an Ar-
men und Beinen fixiert. Nicht für Minuten oder ausnahmsweise. Vielmehr:
Über Stunden und Jahre." *(vgl. Redufix 2021)*.

Auch hier wird die totale institutionelle Macht deutlich, indem „Menschen mit brachialer Gewalt in ihrem natürlichen Bewegungsdrang behindert" werden. (vgl. Billen 2014, S. 97). Laut
Billen können „Fixierungen" zu schweren „Verletzungen bis hin zur Strangulation mit Todes-
folge," sowie zu „Langzeitfolgen und psychische[n] Traumata" führen. (vgl. ebd.).

PatientInnen, die nur wenig Hilfestellung brauchen und „pflegeleicht" sind, werden meist
freundlicher und achtvoller umsorgt als PatientInnen, die evtl. eine schwerwiegendere Einschränkung haben oder schwieriger in der Pflege sind. (vgl. Osterbrink / Andratsch 2015, S.
164). Diese werden oft als „schlechte PatientInnen" betrachtet, erhalten seltener oder nie „Sonderleistungen," eine „mangelhafte Körperpflege" oder sogar „Zufügung körperlicher Schäden."
(vgl. ebd.).

Eine weitere Auswirkung der Pflegebeziehung ist der *Eingriff in die Intimsphäre* der Pflegebedürftigen. Pflegebedürftige sind aufgrund ihrer Abhängigkeit oft sehr angespannt, was sich auf
alle Beteiligten auswirken kann, so Osterbrink und Andratsch. (vgl. Osterbrink / Andratsch
2015, S. 158). Grundsätzlich zeigt sich in der Intimität der Pflege eine Belastung für Pflegende
und Pflegebedürftige. Außerdem ist hier anzumerken, dass beide Parteien sich nicht frei für
diese Beziehung entschieden haben und die Art der Beziehung, trotz Vertrautheit und Intimität
eine andere ist als zwischen Freunden oder Familie. Ob sich die Individuen mögen oder nicht,
kann variieren, was wiederum zu Schwierigkeiten bei der „körperlichen Nähe" und Intimität
zwischen PflegerInnen und Gepflegten führen kann. (vgl. ebd., S. 158). Pflegebedürftige sind
in ihrer Lage den Pflegenden ausgeliefert und „völlig ungeschützt in [ihrer] körperlichen Privatsphäre." (vgl. ebd., S. 160). Wenn die „persönliche Intimitätsgrenze" der Patienten und Patientinnen „überschritten" wird, kann die „seelische Integrität" der betroffenen Person eine Verletzung erfahren. (vgl. ebd.).

Als vierte gewaltfördernde Auswirkung gilt die *Belastung und Sensibilität*, die der pflegerischen Beziehung innewohnt. Pflegemaßnahmen, die die Intimsphäre der Pflegebedürftigen betreffen zeigen ihre Wirkung auch auf Seiten der Pflegenden. Häufig sind diese sehr belastet und überfordert. Die Pflegebeziehung ist „sensibel, gleichzeitig konflikthaft" und kann leicht in Eskalationen und „Kontrollverlust" münden. (vgl. ebd.). Während manche Pflegebedürftige „resignieren und [...] eine zunehmende Gleichgültigkeit" entwickeln, versuchen andere, ihre Bedürfnisse unverhältnismäßig auf „aggressive Art und Weise" durchzusetzen oder blockieren die Pflegebemühungen vollends, was wiederum zu Aggression seitens der oder des Pflegenden führen kann. (vgl. ebd.).

Eine weitere Auswirkung der Pflegebeziehung basiert auf der *Herausforderung und Überforderung* der Pflege von Menschen, die unter starker kognitiver Beeinträchtigung leiden (z.B. Demenz). Pflegende kommen hier häufig an ihre Grenzen, wenn sie mit Ausscheidungen, Schlägen, Beleidigungen oder „ekelerregendem" Verhalten der PatientInnen konfrontiert werden. (vgl. ebd.). Sie haben mitunter Schwierigkeiten, eine/n angemessenen Umgang bzw. Pflege der betroffenen BewohnerInnen zu gewährleisten. Diese Aspekte können sich negativ auf die Pflegebeziehung auswirken, nehmen Einfluss auf das Verhalten der Pflegenden und können Frustrationen und Aggressionen fördern.

Als letzter gewaltbegünstigender Faktor gilt die *Abschreibung von Kognition, Entscheidungs- / Geschäftsfähigkeit und Glaubwürdigkeit* gegenüber der Pflegebedürftigen. Diese werden schnell als senil bezeichnet und in die Opferrolle gerückt. Insbesondere wenn Pflegebedürftige kommunikative Einschränkungen haben. Problematisch hierbei ist die „geringe Glaubwürdigkeit" und Respektlosigkeit, die ihnen entgegengebracht wird. (vgl. Billen 2014, S. 102). Äußerungen und Andeutungen von Pflegebedürftigen werden „schnell in Frage gestellt" und grundsätzlich nicht ernst genommen. (vgl. ebd.). Dies lasse sich nicht nur bei Demenzkranken beobachten, sondern zeige sich grundsätzlich beim Umgang mit älteren Menschen in Pflegeheimen. Außerdem wird ihnen viel zu „leichtfertig [...] abgesprochen, für sich selbst entscheiden zu können," so Billen. (vgl. ebd.). Zudem lassen sich „alte Menschen als Zeugen infolge ihrer Abhängigkeit von den Pflegekräften leicht einzuschüchtern und [...] manipulieren," was ein Resultat des Machtgefälles der Beziehung zwischen Pflegenden und Pflegebedürftigen darstellt. (vgl. ebd.). Der eingeschränkte Handlungsspielraum Pflegebedürftiger wird häufig missbraucht, um fremde Handlungen und Meinungen aufzuzwingen.

5. Fazit und Ausblick

Im folgenden Kapitel sollen die wichtigsten Erkenntnisse der Arbeit zusammengefasst werden. In Alten-/ Pflegeheimen soll eine umfassende Versorgung und professionelle Pflege der Pflegebedürftigen garantiert werden. Wie bereits zu Beginn der Arbeit angedeutet, sind die Zustände in den deutschen Alten- und Pflegeheimen immer noch von Gewalt geprägt. Dies lässt sich mitunter auf die Strukturen und den Aufbau von Pflegeheimen zurückführen. Pflegebedürftige werden von der Gesellschaft isoliert und in ihrer Persönlichkeit und Selbstentfaltungsmöglichkeit eingeschränkt. Sobald Pflegebedürftige in ein Pflege-/ Altenheim aufgenommen werden, verlieren sie automatisch einen Teil ihrer Autonomie, da sie sich in die Abläufe des Heimes und die „Pflegebeziehung" eingliedern. Während ihr Tagesablauf bis ins kleinste Detail vorgeplant ist, stehen einige Pflegebedürftige nur mit den VertreterInnen der Institution - Pflegende, Ärzte, Heimleitung - und anderen BewohnerInnen in Kontakt. Je nach Schweregrad der Einschränkung (kognitiv oder körperlich) finden sich manche Pflegebedürftige auch in absoluter Isolation wieder. Demnach interagieren diese nur mit dem Pflegepersonal.

Pflegehandlungen sollen nicht gegen den Willen des Pflegebedürftigen vorgenommen werden oder dessen Würde verletzen. Deshalb soll jede Pflegemaßnahme darauf hinterfragt werden, ob sie tatsächlich zum Vorteil des Pflegebedürftigen ist. Sind Pflegende jedoch in ihren Handlungsmöglichkeiten insofern eingeschränkt, dass sie nur durch Gewaltanwendung ihre Sorgehandlungen durchführen kann, ist der Einsatz von Gewalt erlaubt. Beispielsweise wenn eine Person die Nahrungsaufnahme, Medikation oder Körperhygiene verweigert. Zentral hierbei ist jedoch, dass die eingesetzte Gewalt nur zugunsten der Gesundheit der Pflegebedürftigen eingesetzt werden soll. Bei dieser Gewaltform handelt es sich um „legitime Gewalt".

Solche Gewaltanwendungen gelten als Bestandteil der pflegerischen Sorge. Jedoch muss hier gesagt werden, dass Gewalt subjektiv bewertet wird. Illegitime Gewaltarten im Pflegekontext sind körperliche Gewalt, psychische Gewalt, Vernachlässigung, finanzielle Gewalt, sexuelle Gewalt, strukturelle Gewalt und institutionelle Gewalt. Gewaltvolles Verhalten entsteht in einem längeren Prozess aus der sozialen Interaktion. Basis von Gewalt ist eine aggressive Stimmung der pflegenden Person. Auch Aggressionen auf Seiten der Pflegebedürftigen können zu Gewalt und Aggression führen. Aus diesem Prozess kann eine Spirale der Gewalt entstehen, die dazu beiträgt, dass die Gewalt immer extremere Ausmaße annimmt.

Die Ursachen von Gewalt sind komplex und müssen fallspezifisch untersucht werden. Sie basieren entweder auf Faktoren der direkten Interaktion zwischen Pflegenden und Pflegebedürftigen oder auf externen Faktoren. Hierzu zählen auch strukturelle Ursachen wie Zeitknappheit, Personalmangel, ein eingeengter Pflegeschlüssel, zu hohe Arbeitsbelastung und Stress. Aber auch ein mangelhafter Führungsstil, Konflikte im Team und Kommunikationsfehler können zur Frustration und Aggression der Pflegenden beitragen. Leider sind es sehr oft die schutzlosen Pflegebedürftigen, an denen der Frust ausgelassen wird. Sie werden sozusagen zum Stressventil der Pflegenden. Häufig kommt es zu einer Wechselwirkung verschiedener Faktoren, die die Gewaltentstehung begünstigen. Grundsätzlich lässt sich sagen, dass der Pflegesektor ein hohes Gewaltpotenzial birgt.

Die vorliegende Arbeit beschäftigt sich insbesondere mit der Wirkung der pflegerischen Beziehung auf Gewaltanwendung. Es soll die Forschungsfrage beantwortet werden, ob die pflegerische Beziehung Gewalt fördern kann.

Die Pflegebeziehung basiert auf einer Machthierarchie, einem Ungleichgewicht zwischen Pflegenden und Gepflegten und einer ungleichen Verteilung von Macht und Ohnmacht. Die pflegende Person hat aufgrund des Abhängigkeitsverhältnisses die Entscheidungsmacht über die pflegebedürftige Person. Sie ist deren Maßnahmen und Entscheidungen ausgeliefert. Hinzu kommt, dass Heimleitung und Aufsichtsstelle selten über Verfehlungen der Pflegenden in Kenntnis gesetzt werden. Mitunter bleiben sie untätig, um den „guten Ruf" der Einrichtung zu wahren. Die Machtposition der Pflegenden kann zu Machtmissbrauch, respektlosem und erniedrigendem Verhalten führen.

Auch in der Intimität der Pflege liegt eine Belastung für Pflegende und Pflegebedürftige. Der Eingriff in die Intimsphäre stellt eine alltägliche Grenzüberschreitung dar, welcher sich Pflegebedürftige nicht erwehren können. Pflegebedürftige fühlen sich Pflegenden ausgeliefert und ungeschützt in ihrer körperlichen Privatsphäre. Dies birgt Konfliktpotenzial und kann zu Frustration und Aggression führen. Die pflegerische Tätigkeit kann sehr belastend wirken. Dies trifft nicht nur auf Pflegebedürftige zu, sondern kann auch für Pflegende schwierig sein. Aufgrund der Sensibilität kann es leicht zu Konflikten, Kontrollverlust und Eskalationen kommen.

Je schwerwiegender die Einschränkung der Pflegebedürftigen, desto belastender kann die Pflegebeziehung sein. Pflegende kommen häufig an ihre Grenzen, wenn sie mit Ausscheidungen, Schlägen, Beleidigungen oder ekelerregendem Verhalten der PatientInnen konfrontiert werden.

Die Pflege gestaltet sich dann insofern schwierig, dass es problematisch sein kann, einen passenden Umgang mit der Situation zu finden. Wenn Pflegende sich nicht genügend abgrenzen können, kann die Pflege der Personen Einfluss auf das eigene Verhalten nehmen und Frustrationen und Aggressionen fördern.

Senioren und Seniorinnen haben zu kämpfen mit der gesellschaftlichen Abschreibung von Kognition, Entscheidungs- / Geschäftsfähigkeit und Glaubwürdigkeit. Sie werden schnell als senil bezeichnet und mit Respektlosigkeit behandelt. Außerdem werden ihre Aussagen schnell in Frage gestellt und nicht als vollwertig betrachtet. Dieses Verhalten spiegelt sich auch in der Pflegebeziehung wider. Pflegebedürftige werden häufig nicht ernst genommen und infantilisiert. Das Machtgefüge der Beziehung trägt dazu bei, dass alte Menschen sich leicht einschüchtern und manipulieren lassen. Aufgrund ihrer Schutzlosigkeit und der Abschreibung ihrer Glaubwürdigkeit, fühlen sie sich ausgeliefert und trauen sich nicht, ihre Probleme jemandem mitzuteilen. Ihr eingeschränkter Handlungsspielraum wird häufig missbraucht.

Die asymmetrischen Pflegebeziehung verfügt also über eine Vielzahl an Faktoren, die sich begünstigend auf die Entstehung von Gewalt, Aggression und Machtmissbrauch auswirken können.

Nun soll ein Ausblick auf zukünftige Forschung und potenzielle Entwicklungen der Thematik gegeben werden. Die Bundesrepublik Deutschland leidet nach wie vor unter einem Fachkräftemangel im Pflegebereich. Dies lässt sich unter anderem auf die schlechte Vergütung und das fehlende Prestige des Berufsfeldes zurückführen. Heimleitende haben nicht viel Spielraum, was die Auswahl ihrer MitarbeiterInnen angeht, was sich negativ auf die Zustände in den Heimen auswirken kann. Außerdem zeigt sich in der Covid-19 Pandemie ein Risikofaktor, welcher bisher nicht kompensiert werden kann. Der mildernde Einfluss, den sorgende Angehörige auf Pflegende nehmen können, fällt in der Pandemie-Situation weg. Außerdem weist die Isolation der Pflegebedürftigen und die damit einhergehende Ausgrenzung der Angehörigen ein hohes Gefahrenpotenzial auf, da Pflegende in ihrer Machtausübung weniger begrenzt werden. Diese Faktoren lassen vermuten, dass die verheerenden Zustände der Pflegebedürftigen zukünftig keine Besserung erfahren werden.

Jedoch sollte auch beachtet werden, dass Gewaltdelikte im Pflegekontext mehr und mehr Einzug in Öffentlichkeit und Presse finden. Während diese früher in einen Mantel des Schweigens gehüllt wurden, um das Image der Einrichtung zu schützen, wuchs und wächst die Empörung der Bevölkerung über den Machtmissbrauch der Sorgeinstitutionen. Digitalisierung und Technisierung tragen zudem zur Transparenz der Einrichtungen bei, da Gewalttaten durch die sozialen Medien und digitalen Nachrichtenportalen sehr schnell eine Vielzahl von Menschen erreichen können. Der Einsatz der Gesellschaft für Pflegebedürftige wirkt sich positiv auf deren Zustand aus. Außerdem zeigt sich im demografischen Wandel eine Herausforderung für Pflegeheime, welche gelöst werden muss. Der Zuwachs an alten Menschen, und die hohe Beschäftigungszahl in Deutschland, lässt zukünftig erwarten, dass immer mehr Individuen die Vollversorgung von Alten-/ Pflegeheimen in Anspruch nehmen werden. Die Tatsache, dass Gewalt in der Pflege jedoch immer präsenter für die Öffentlichkeit wird und die Angst der Einrichtungen, durch schlechte Schlagzeilen den guten Ruf ihres Heimes zu verlieren, wächst, lässt vermuten, dass die Heime Vorkehrungen zur Gewaltvermeidung treffen werden. Beispielsweise, indem sie bei der Auswahl ihres Personals kritischer werden oder bessere Arbeitsbedingungen schaffen. Es ist dementsprechend davon auszugehen, dass es im Pflegesektor zu einem strukturellen Wandel kommt, welcher die Pflegenden in dem Sinne entlastet, dass sie ihre Arbeit in angemessener Weise, mit weniger Zeitdruck und Einschränkungen erfüllen können. Diese Veränderungen würden dazu beitragen, Stress und Frustration unter dem Pflegepersonal zu reduzieren, bzw. zu vermeiden und dementsprechend Aggressionen und Gewalt gegenüber den Pflegebedürftigen vorzubeugen. Die Aktualität und soziale Relevanz von Gewalt in der Pflege wird Forschende darin bestärken, die Thematik weiter zu untersuchen. Es kann davon ausgegangen werden, das in Zukunft – und insbesondere aktuell während und nach der Covid-19 Pandemie – mehr Studien und Forschungsprojekte zum Thema erfolgen werden.

6. Literaturverzeichnis

Billen, W.: Aspekte des Machtmissbrauchs in Pflegeheimen. Pflege zwischen Fürsorge und Gewalt. In: Macht und Missbrauch in Institutionen. Interdisziplinäre Perspektiven auf institutionelle Kontexte und Strategien der Prävention. Hrsg. Willems/Ferring. 2014.

Bundesministerium für Gesundheit BMG: Pflegeheime (2021).
URL: https://www.bundesgesundheitsministerium.de/pflegeimheim.html
(Datum des Downloads: 01.03.2021)

DocCheck Flexikon : Pflegeheim (2021).
URL: https://flexikon.doccheck.com/de/Pflegeheim
(Datum des Downloads: 27.02.2021)

Dowideit, A.: Patienten erst angemalt, dann Selfies geschossen. In: „Die Welt". 2016.
URL: https://www.welt.de/vermischtes/article151047981/Patienten-erst-angemalt-dann-Selfies-geschossen.html.
(Datum des Downloads: 01.03.2021)

Esser, H.: Soziologie. Spezielle Grundlagen. Bd. 5. Institutionen. 2000, S. 12–14.

Görgen, T. & Greve, W.: Gewalt gegen alte Menschen–Stand der Forschung. Alter–ein Ri siko. 2005, S. 53-73.

Görgen, T., Kotlenga, S., Nägele, B., Rauchert, K., & Rabold, S.: Sicher leben im Alter? Er gebnisse einer Studie und Konzept eines Aktionsprogramms. 2010.

Hower, K. / Pförtner, T. / Pfaff, H.: Pflegerische Versorgung in Zeiten von Corona – Drohen der Systemkollaps oder normaler Wahnsinn? 2020.

Hurrelmann, Klaus, and Heike Bründel. Gewalt an Schulen. Pädagogische Antworten auf eine soziale Krise. Beltz, 2007.

Krahé, B.: Aggression. In: Dorsch Lexikon für Psychologie. 2019.
URL: https://dorsch.hogrefe.com/stichwort/aggression
(Datum des Downloads: 15.02.2021)

Merkur Nachrichtendienst 2011: Schläge und sexuelle Belästigung in Pflegeheim.
URL: https://www.merkur.de/bayern/schlaege-sexuelle-belaestigung-pflegeheim-lby-zr-1094252.html
(Datum des Downloads: 19.02.2021)

Osterbrink, J. / Andratsch, F.: Gewalt in der Pflege. Wie es dazu kommt. Wie man sie er kennt. Was wir dagegen tun können. 2015.

ReduFix 2021: Freiheitsentziehende Maßnahmen_Was wir darüber wissen.
URL: http://www.redufix.de/assets/files/ReduFix_Freiheitsentzie-hende%20Ma%C3%9Fnahmen_Was%20wir%20daru%CC%88ber%20wissen.pdf
(Datum des Downloads: 19.02.2021)

Schröder, J.: Gewalt in Pflege, Betreuung und Erziehung. Verschränkungen. 2019.

Winker, G: Care Revolution: Schritte in eine solidarische Gesellschaft. 2015.

World Health Organization (WHO): Weltbericht. Gewalt und Gesundheit. Zusammenfassung. 2003.

World Health Organization (WHO): A Global Response to Elder Abuse and Neglect: Building Pri-mary Health Care Capacity to Deal with the Problem Worldwide. Main Report. 2008.

BEI GRIN MACHT SICH IHR
WISSEN BEZAHLT

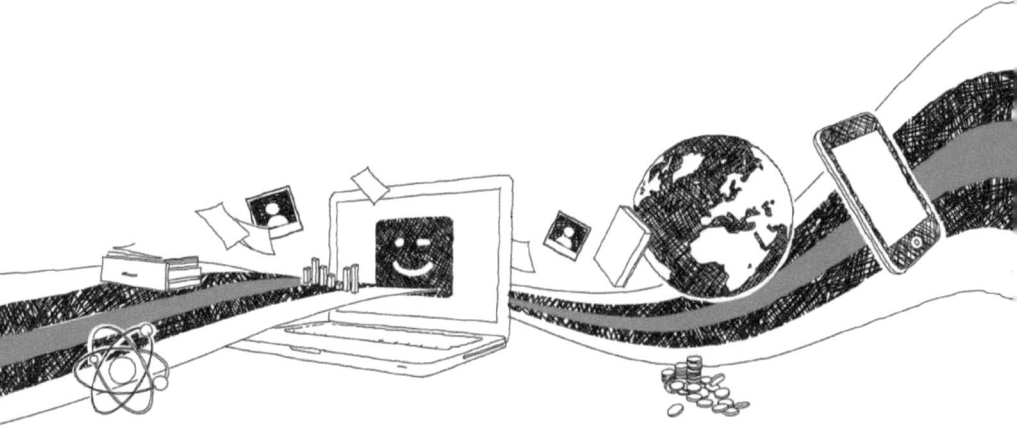

- Wir veröffentlichen Ihre Hausarbeit,
  Bachelor- und Masterarbeit

- Ihr eigenes eBook und Buch -
  weltweit in allen wichtigen Shops

- Verdienen Sie an jedem Verkauf

Jetzt bei www.GRIN.com hochladen
und kostenlos publizieren

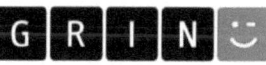